Paul Vidal

Médecin-Major de 1re classe

1917

Le

traitement spécifique et radical

de la

Blennorragie

A. Maloine et Fils, éditeurs

27, Rue de l'École de Médecine 27

Paris 1917

LE
TRAITEMENT SPÉCIFIQUE ET RADICAL
DE LA BLENNORRAGIE

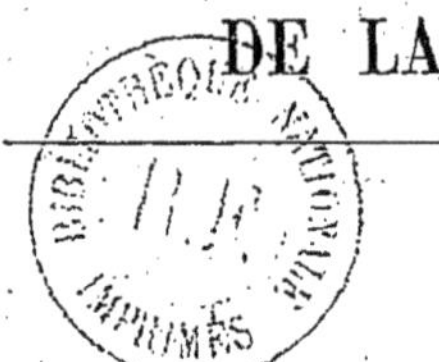

AVANT-PROPOS

Ce n'est pas sans braver l'ironie que le titre *Traitement spécifique et radical de la blennorragie* peut se risquer.

Ce travail s'appuie cependant sur quinze années d'observations toujours concluantes.

Mais il existe sur le sujet une atmosphère de scepticisme, créée par une publicité trop souvent intempestive et intéressée, en faveur de soi-disant panacées aussi nombreuses qu'insuffisantes.

Enfin ce qui nous a déterminé définitivement à écrire cet exposé, c'est la nécessité d'endiguer une maladie dont la guérison offre une grande importance, non seulement pour les individus, mais encore pour la Société.

La forme adoptée est aussi concise que possible et afin que la lecture soit facile, nous avons évité tous les à-côtés théoriques ou techniques de la question.

CHAPITRE I

Idées générales sur le Santal

Le santal est à la blennorragie ce que le mercure, l'arséno-benzol et l'iodure sont à la syphilis, ce que la quinine est à la fièvre palustre.

De même que la question de dose, le moment de l'absorption, le procédé d'introduction dans l'organisme sont des conditions primordiales de succès pour le mercure et la quinine, de même, pour le santal, il est une question de dose, qui domine tout le traitement.

Cette question s'est heurtée à une intolérance physiologique lorsque les doses ont dépassé 2 à 3 grammes par jour, c'est-à-dire 5 à 10 capsules du commerce.

Ces capsules ne contiennent guère en réalité que 0 gr. 25 à 0 gr. 30 poids net du produit, pour un poids total de 0 gr. 50.

Cette intolérance physiologique se manifeste par des douleurs lombaires intolérables, lorsque la dose arrive à 5 ou 6 grammes.

Cependant, ces douleurs peuvent être supprimées à une seule condition, c'est de ne jamais prendre le santal à haute dose dans les deux heures qui précèdent les repas.

Tout est là et les plus hautes doses jusqu'à 12 grammes par jour sont tolérées impunément si le médicament est absorbé longtemps avant les repas (2 heures) ou après, et même une demi-heure après.

L'activité du santal ordonné aux doses courantes est indéniable; c'est ce qui fait la fortune d'une foule de spécialités.

Mais si, donné de la sorte, il atténue la maladie, il ne la guérit que très lentement, souvent même il la prolonge en créant une fausse sécurité qui favorise les excès.

Il était donc vraisemblable, étant donné l'activité du médicament à faible dose, qu'une forte dose devait donner les meilleurs résultats, mais il s'agissait de la faire tolérer, et l'expérience, la longue expérience, nous a démontré qu'il suffisait de s'en tenir à la règle d'absorption que nous avons indiquée plus haut. Ceci donné, la formule du traitement sera la suivante : 6 à 7 grammes de santal à prendre par jour.

Le petit déjeuner, s'il est constitué par un aliment liquide, n'a aucune importance pour la modification dans les heures d'absorption ; s'il constitue un repas confortable il faut revenir à la règle et ne pas prendre le médicament dans les deux heures qui précèdent.

Les principaux repas étant à 12 heures et à 19 heures, la prescription sera pour un malade se levant à 7 heures et déjeunant avec un aliment liquide, café ou lait :

2 grammes à 8 heures ;
1 gramme à 13 heures ;
2 grammes à 15 heures ;
2 grammes à 21 heures.

Formes du médicament.

Le santal ne peut être ordonné qu'en capsules à cause de son odeur et de son goût.

Les capsules sont de dimensions très différentes et leur enveloppe est constituée par de la gélatine.

La quantité de gélatine à absorber sera donc d'autant plus considérable que les capsules seront plus petites. D'autre part comme le poids des capsules comprend le contenant gélatine et le contenu santal, 1 gramme de capsules de 0 gr. 50 représentant 2 capsules ne contiendra en réalité que 0 gr. 30 de santal par capsules, soit 0 gr. 60 pour deux capsules et 0 gr. 40 de gélatine, produit inactif.

Si encore la gélatine n'était qu'inactive il n'y aurait que demi-mal, mais dans le cas particulier de notre méthode, 6 grammes de santal représentant 20 capsules de 0 gr. 50 du commerce, la quantité de gélatine ingérée sera de 4 grammes environ et il en résulte des troubles digestifs souvent attribués à tort au santal.

Il y a donc intérêt à obtenir des capsules de 1 gramme de santal pur, gélatine de la capsule non comprise ; il en existe dans le commerce, il *suffit de les exiger*.

Une autre question primordiale c'est celle de la pureté du produit. Trop souvent l'essence de santal est falsifiée par des additions d'essence de thérébentine et d'essence de cèdre et il est de toute importance que la provenance soit garantie.

Ainsi donc la base du traitement se formule ainsi :

6 à 7 grammes de santal à prendre en capsules de 1 gramme.

L'ingestion ne doit jamais se faire pendant les repas ni dans les deux heures qui les précèdent, et le produit doit être pur.

CHAPITRE II.

Applications du traitement suivant les diverses périodes de maladie.

Blennorragie aiguë, période du début.

Tandis que beaucoup de traitement sont basés sur l'abstention au début, celle-ci au contraire est d'autant plus efficace qu'il est commencé plus près du début.

Nous verrons dans un des chapitres suivants quelles en sont les conséquences aussi heureuses que logiques.

Il s'agit d'attaquer vigoureusement le mal, et ses symptômes disparaîtront au bout de six à vingt-quatre heures.

Il ne subsistera qu'un suintement sans douleur pendant quinze jours à un mois.

Ce suintement indique la persistance du mal qui pourrait revivre si le traitement était supprimé trop tôt, et cette notion est importante dans la guérison définitive.

En somme, prise dès le début, l'affection évolue sans symptômes douloureux, sans écoulement, et, j'ajoute : sans que rien soit à changer dans l'alimentation et la vie du malade.

La prescription est la suivante : 1 gramme de santal à 8 heures, soit une capsule de 1 gramme, poids net, ou bien 3 à 4 capsules de 0 gr. 50 qui ne contiennent, nous l'avons dit, que 0 gr. 30 du produit actif ; 2 grammes à 13 heures et demie, soit 2 capsules de 1 gramme, poids net, ou 6 de 0 gr. 50 ; 1 à 2 grammes à 15 h. et demie (soit 1 à 2 capsules de 1 gramme ou 4 à 5 de 0 gr. 50) ; 2 grammes avant de se coucher, soit 2 capsules de 1 gramme ou 6 de 0 gr. 50).

Hygiène générale.

Avec ce traitement le malade doit vivre sa vie normale.

Il est inutile de prendre du lait à la place du vin, il suffit d'en diminuer la quantité si celle-ci dépasse 1 quart de litre par repas.

Tous les aliments sont autorisés et le café ne doit pas être supprimé.

Il subsiste toutefois deux prohibitions absolues : elles portent sur l'alcool et les rapports sexuels.

Qu'arrivera-t-il si le malade ne s'abstient pas d'alcool ou de rapports sexuels ?

L'action du médicament sera toujours considérable, la guérison se poursuivra apparente mais non réelle ; lorsque la médication cessera, la maladie reparaîtra et, cela se conçoit, la virulence du microbe se sera maintenue et cette persistance sera due à la moindre résistance créée chez le sujet par les excès.

Cette question de moindre résistance est essentielle dans le traitement de toutes les maladies et dans celui de la blennorragie en particulier. Toutes les suppurations entraînent une anémie considérable, cette anémie favorise l'emprise du mal et de même qu'il importe de relever les forces chez le tuberculeux, de même il importe de ne point les laisser s'affaiblir chez le blennorragique sous peine de voir la virulence du gonocoque s'accroître, et apparaître des troubles nerveux de tout ordre. C'est pourquoi, bien loin de restreindre l'alimentation, il faut l'augmenter.

Grâce à la suppression du symptôme douloureux de l'écoulement et de tout le cortège morbide qui énerve et paralyse les forces, le santal crée un état physique qui permet le travail et la suralimentation.

La conclusion qui résulte des faits et sur laquelle il faut insister, c'est que, plus la maladie est traitée tôt et vigoureusement, plus vite elle est guérie et mieux elle est guérie.

Exclusion de tout autre traitement.

Tout autre traitement doit être exclu ; le malade n'en retirerait aucun bénéfice et s'exposerait à des complications sans qu'il existe aucune compensation possible.

L'action des injections et des lavages ne doit pas s'ajouter à celle du santal ; elle ne peut qu'être dangereuse entre des mains inexpérimentées.

CHAPITRE III

Traitement de la Blennorragie chronique.

Une blennorragie peut être considérée comme chronique deux ou trois mois après son début.

Au bout de ce temps les lésions provoquées par le microbe sont profondes, les glandes qui tapissent la muqueuse et tous les éléments cellulaires sont atteints sur une certaine épaisseur.

L'action médicamenteuse sera donc d'autant moins efficace que le germe sera plus difficile à atteindre en profondeur.

Néanmoins le santal demeure le seul traitement radical et spécifique, mais il faut lui ajouter tous les moyens susceptibles de vider les glandes de leur contenu microbien et de leurs exsudats purulents.

Les traitements classiques par les dilatations, par les massages variés sont donc indispensables dans ces cas.

Leur résultat associé à l'activité du santal donne certainement la guérison.

En effet si l'on se contente de donner le santal sans faire davantage, l'écoulement est très atténué, l'amélioration est manifeste mais elle ne persiste qu'imparfaitement après la cessation du médicament.

Les germes reprennent une partie de leur activité et la maladie subsiste, torpide et dangereuse, prête à reprendre son acuité ordinaire à l'occasion des excès, comme si le traitement n'avait pas été fait.

Du chapitre où nous exposons le mode d'action du santal, il ressort très nettement que sa spécificité n'est pas plus douteuse dans la blennorragie chronique, que dans la blennorragie aiguë ; ce qui empêche le médicament d'agir avec la même efficacité c'est la transformation dans les glandes et les tissus, c'est leur pénétration beaucoup plus difficile par l'agent médicamenteux ; ce sont aussi les associations microbiennes et les exsudats, qui font une gangue impénétrable autour du gonocoque.

C'est ce qui explique la nécessité de recourir aux adjuvants physiques pour exprimer les tissus et augmenter leur vitalité.

Toutefois la guérison d'une blennorragie chronique peut être obtenue sans dilatation ni massage avec le seul santal dans la grande majorité des cas par le procédé suivant :

Pendant huit ou dix jours on prend une forte dose, 6 grammes, et l'on cesse ensuite complètement. Il se produit alors un écoulement moindre que l'écoulement antérieur. Le traitement est repris après six ou sept jours de repos et de nouveau à haute dose.

On procède ainsi par coups de massue successifs.

L'action du médicament peut être comparée dans l'espèce à une sorte de compression des glandes semblable à l'effet de la pression sur une éponge. En effet le santal dessèche les muqueuses comme nous l'indiquerons plus loin, et à force de dessications répétées et de plus en plus parfaites, on obtient la destruction du gonocoque. Ce résultat est dû à l'activité complexe du santal et sera étudié dans un des chapitres suivants.

CHAPITRE IV

Traitement des complications.

C'est pour ainsi dire le triomphe du traitement, et il est remarquable de voir les cystites et les orchites rétrocéder immédiatement.

Là encore : plus le traitement est rapproché du début de la complication, plus les résultats sont rapides. L'orchite ou la cystite datant de vingt-quatre heures disparaissent en moins de temps qu'elles n'ont mis à apparaître.

Si le début est plus ancien, en deux ou trois jours les symptômes de la complication ont disparu.

C'est surtout dans ces cas qu'il importe de prendre une dose élevée du médicament, afin d'éviter les lésions déterminées par l'évolution du mal dans les testicules ou la vessie, et dans tous les cas le repos au lit pourra être réduit à trois ou quatre jours.

S'il s'agit d'une orchite et qu'elle ait été atta- quée au début, il n'en restera aucune trace. Les noyaux de sclérose sur l'épidydime qui sont pour ainsi dire la règle à la suite de cette com- plication n'apparaîtront pas.

Si l'orchite n'a pas été prise au début, les noyaux fibreux existeront, le mal étant déjà fait quand le traitement a débuté.

Pour ce qui est de la cystite, il en est de même, et si la maladie est traitée dès ses premiers symptômes il n'en restera rien.

Ainsi donc, dans ces graves complications, le résultat du traitement est remarquable puisque le repos au lit, les douleurs, les suites, etc., sont évitées, ce qu'aucun autre médicament ne peut obtenir et ce que le santal a *faible dose* ne réalise pas ; là encore, il atténue, mais il ne guérit pas.

Les autres complications, les arthrites, les ophtalmies retirent de ce traitement le même bénéfice, mais là surtout l'enjeu en vaut la peine, il faut agir énergiquement et ne pas craindre la dose.

CHAPITRE V

Traitement de la blennorragie chez la femme.

Les caractéristiques de la maladie chez la femme rendent l'action du santal moins rapide.

Mais si les effets sont moins immédiats, les

résultats n'en sont pas moins excellents et au-
dessus de toute comparaison avec les autres
produits.

La blennorragie chez la femme affecte souvent des régions que le médicament, passant
dans les urines, ne peut atteindre à la façon d'un
lavage.

D'autre part la maladie est souvent chronique d'emblée. Or, dans les formes chroniques,
nous l'avons vu, le microbe est plus difficile à
atteindre. Mais comme nous l'exposerons au
chapitre suivant, il n'est pas nécessaire qu'il y
ait contact entre le médicament ou ses produits
de transformation dans le rein et l'agent patho-
gène.

Chez celui qui absorbe du santal, les humeurs
de l'organisme, le sang, les sécrétions glandulaires sont imprégnées par un antiseptique contraire à l'évolution du gonocoque, par une sorte
d'antitoxine.

Par conséquent, si le traitement est plus long
chez la femme, comme dans la blennorragie chronique chez l'homme il n'en est pas moins le
seul spécifique.

De nombreuses observations nous l'ont prouvé
et il suffit d'absorber le médicament à haute
dose et longtemps, de cesser et de reprendre

comme nous l'avons indiqué au chapitre de la blennorragie chronique chez l'homme.

Dans les cas où l'urètre est seul atteint, les résultats sont absoluments analogues à ceux que l'on constate chez l'homme et la guérison est rapide, mais malheureusement ces cas sont l'exception.

CHAPITRE VI

Action prophylactique.

Prévenir vaut mieux que guérir, et dans le cas particulier c'est au premier chef faire œuvre utile, profitable et philantropique, que d'appliquer cette formule.

Mais pour l'appliquer plusieurs moyens ont été préconisés, aucun n'a paru jusqu'ici parfait.

Ni les lavages, ni les savonnages, ni les pommades, ni les protecteurs variés ne donnent une sécurité absolue. Et cependant, à la suite d'observations nombreuses, je crois pouvoir conclure que le santal résoud encore la question.

Nous avons conseillé la précaution suivante après les rapports avec une femme contaminée ou soupçonnée d'être telle.

Prendre une capsule de santal, la percer et en vider le contenu dans le méat urinaire maintenu béant.

Lorsque ce moyen a été employé, jamais nous n'avons vu le gonocoque évoluer.

Cela se comprend aisément puisque en aucun cas, le germe de la blennorragie ne peut vivre en contact avec le santal ou les tissus qui en sont imprégnés. L'expérience est d'ailleurs souveraine et dans le cas particulier elle a tranché la question.

CHAPITRE VII

Mode d'action du Santal.

Ce qui fait du santal un spécifique de la blennorragie c'est qu'il possède deux avantages incontestables : il traite la maladie localement par son passage à travers les voies urinaires et il agit en même temps sur l'organisme tout entier par son imprégnation des sécrétions glandulaires et du système circulatoire.

Or, la blennorragie est une maladie de tout l'organisme, le fait est suffisamment établi.

La deuxième propriété est encore plus importante, c'est qu'il n'y a pas *accoutumance* à ce médicament. En effet, dix jours après le début du traitement, le santal agit comme au premier jour, le microbe est toujours sensible à son action.

Si la médication est interrompue au bout de trois ou quatre jours après le début d'une blennorragie suraiguë, l'écoulement reparaît encore violent et douloureux. Il suffit de reprendre le traitement pour voir reparaître l'action curative intacte et vigoureuse.

Ces deux notions : 1° action du médicament sur tout l'organisme et sur la toxine répandue par le microbe ; 2° absence d'accoutumance au médicament, c'est-à-dire activité persistante et toujours égale, établissent la supériorité de ce traitement sur tous les autres.

En effet, il existe, en dehors du santal, deux méthodes. La première est constituée par les lavages et les injections, la deuxième consiste dans l'absorption du copahu et du cubèbe.

Or les lavages et les injections, les instillations elles-mêmes n'agissent que localement; ils ne traitent donc pas la maladie générale et de plus il n'existe aucun antiseptique, permanganate, sublimé, nitrate d'argent, etc., auxquels l'organisme et le microbe ne s'accoutument pas.

En ce qui concerne le copahu et le cubèbe, ces deux médicaments traitent bien la maladie générale, l'amélioration est considérable et évidente pendant trois ou quatre jours, mais le mal reprend ensuite le dessus, il y a accoutumance et accoutumance notable.

A ces deux propriétés s'ajoute un troisième avantage, c'est que le santal agit comme un lavage des voies urinaires de l'organisme vers l'extérieur. Or précisément, le danger et le point délicat des lavages et des injections, c'est que souvent les liquides antiseptiques sont mal stérilisés, c'est que aussi lorsque leur pouvoir microbicide est insuffisant ils refoulent le gonocoque et beaucoup d'agents pathogènes associés dans la vessie et dans les canaux différents et de là ils gagnent le testicule. D'où le danger des injections et des lavages.

De ces considérations il découle que le santal réunit tous les avantages des autres médications, des lavages, des injections et des préparations au copahu et au cubèbe.

Il n'en a pas les inconvénients puisque l'infection n'est pas possible et puisqu'il est exempt d'un vice rédhibitoire essentiel, l'accoutumance.

Doses.

Pour tous les médicaments la question de dose est primordiale; c'est à elle qu'est surbordonné leur pouvoir curatif.

Comme nous l'avons dit dans le chapitre premier, c'est la méconnaissance de la dose en ce qui concerne le santal qui en empêchait l'emploi vraiment efficace.

Il fallait connaître le moyen de faire tolérer la dose nécessaire et indispensable : c'était tout le secret de la guérison.

Les résultats obtenus par le santal étaient certainement les meilleurs, mais la critique du traitement telle que nous la faisons au début de ce chapitre n'avait jamais été faite et l'action curative n'était pas étayée sur le raisonnement.

L'expérience et l'observation précèdent, le raisonnement suit. Cette succession n'est-elle pas la base de la connaissance dans les sciences expérimentales?

L'action générale étant ainsi définie, comment réagissent les divers appareils.

L'appareil digestif, le premier intéressé, se montre quelquefois légèrement intolérant.

L'essence provoque des éructations, quelques vagues pesanteurs, une diarrhée légère, mais si les règles sont strictement observées, il n'en résulte aucun dommage; je dirai même plus, c'est que grâce à son pouvoir antiseptique, le santal épure la flore microbienne stomacale et je n'ai jamais vu un blennorragique en cours de traitement contracter une affection de l'appareil digestif.

Appareil circulatoire :

Le cœur subit un coup de fouet, la circulation s'active ; c'est en somme un excitant pour l'appareil circulatoire.

Appareil respiratoire :

Les respirations sont plus fréquentes, les exsudats branchiques disparaissent, les glandes sont asséchées ; comme toutes les autres glandes, celles de la muqueuse pituitaire participent à cette réaction : les rhumes de cerveau n'existent plus.

Appareil urinaire :

Seule la sécrétion urinaire augmente, le rein fonctionne abondamment. Deux causes l'expliquent sans doute, c'est la suractivité du système circulatoire et l'absorption plus grande des liquides : toutes choses qui tendent à augmenter la pression au niveau de l'appareil urinaire. La conséquence de cette action est une sensation de soif de très bon aloi.

Transformations du santal au sein de l'organisme.

Elles sont du domaine de la chimie appliquée et sont assez incertaines.

Ce qu'il y a d'évident, c'est que l'urine est le véhicule d'un corps assez rapproché du santal, antiseptique énergique à odeur assez marquée d'essence de santal.

Le santal en injections urétrales.

En injection urétrales, pur ou en suspension dans l'eau stérilisée, il donne les mêmes résultats que le permanganate à haute dose, mais il faut répéter les injections plusieurs fois par jour. Par ce procédé on constate encore qu'il n'y a pas accoutumance, mais l'action ne s'étend pas sur tout l'organisme, le traitement est plus long et plus ennuyeux. La voie stomacale reste donc le traitement de choix.

L'injection hypodermique est impossible à tolérer en raison de la causticité du produit et ne doit pas être envisagée.

CHAPITRE VIII

Inconvénient du Santal.

L'absorption du santal a-t-elle des inconvénients? Quels sont-ils? Quelle est leur portée ?

Comme nous l'avons indiqué, l'inconvénient principal de l'absorption à haute dose, c'est la nécessité de s'astreindre à ne jamais prendre le médicament dans les deux heures qui précèdent les repas. A quoi sont dues les douleurs lombaires qui se produisent lorsque cette prescription n'est pas observée? On ne peut que raisonner par analogie et donner une explication théorique basée sur la physiologie. Nous savons que comme tous les balsamiques et comme la thérébentine, le santal active la circulation et augmente la pression dans le système circulatoire et surtout au niveau des réseaux veineux qui entourent le rein et au niveau du rein lui-même. Les douleurs lombaires proviennent donc d'une congestion du rein. Or l'absorption d'aliments et de boissons provoque toujours une certaine congestion de cet organe ; celle-ci, lorsque le santal est pris à un moment trop rapproché des repas, s'ajoute à la congestion due à l'action du santal. Quoi qu'il en soit, l'action du santal n'estpas plusnuisible sur lerein que sur les autres organes et nous citerons l'observation d'un médecin qui en prenait douze grammes par jour.

L'attention doit-être attirée sur une réaction des urines chez ceux qui absorbent ce médicament. Si l'on procède à la recherche de l'albumine dans les urines il arrive qu'un précipité se produit. Ce précipité en impose pour de l'albumine, mais c'est un précipité analogue à celui qui se produit par l'absorption du copahu, c'est une résine, ce n'est pas de l'albumine. Ce qui le prouve, c'est que ce précipité se dissout dans l'éther et dans l'alcool.

Ainsi donc les hautes doses ne sont pas dangereuses et leur action sur tous les organes et sur le rein en particulier est plutôt antiseptique que toute autre chose.

Il nous est arrivé d'en ordonner à hautes doses dans les néphrites chroniques dont le pronostic était grave, et l'évolution a été favorable.

Action locale sur le canal de l'urètre.

Ce qu'il y a de particulièrement remarquable c'est que les lésions produites par le microbe s'arrêtent immédiatement et il ne s'en produit pas de nouvelles.

C'est pourquoi il importe de prendre la maladie aussi prêt que possible du début.

Dans ces cas en effet, les dégâts sont limités au méat urinaire. Dans les blennorragies chroniques, et c'est ce qui explique la nécessité de continuer plus longtemps le traitement, les lésions sont plus profondes, mais quoi qu'il en soit elles regressent toujours.

CHAPITRE IX

Durée du traitement.

La durée du traitement et ses règles essentielles varient avec la forme de la maladie et le moment où le traitement est commencé.

On peut distinguer trois cas ; il s'agit soit :

D'une blennorragie aiguë prise dans les cinq premiers jours.

D'une blennorragie aiguë attaquée après le cinquième jour.

D'une blennorragie chronique.

Des complications.

Enfin le traitement est employé pour combattre la blennorragie chez la femme.

Blennorragie aiguë traitée au début.

En ce cas, il faudra ordonner 5 grammes par jour comme il a été indiqué au chapitre premier.

Cette dose est continuée pendant quinze jours. Du quinzième au vingtième jour on prend 4 grammes par jour. Du vingtième au trentième, 3 grammes par jour. Du trentième au quarantième, 2 grammes par jour. Au bout de ce temps dans 99 °/₀ des cas la blennorragie est totalement guérie.

140 capsules de 1 gramme suffisent donc pour un traitement normal.

Blennorragie attaquée après le cinquième jour.

Dans ce cas, la durée du traitement à haute dose doit être prolongée pendant vingt-cinq jours, ce qui représente une durée totale de traitement égale à cinquante jours, soit 170 capsules de 1 gramme.

Blennorragie chronique.

Une règle a peu près immuable ne peut pas être tracée. La maladie est fonction des lésions produites au sein des tissus et de l'organisme. Le traitement sera donc de durée variable, et il devra être ordonné comme nous l'avons indiqué dans le chapitre III, jusqu'à guérison et sans se lasser ni se rebuter.

Traitement des complications.

C'est celui de la blennorragie aiguë après le cinquième jour.

Il est remarquable que jamais une complication ne surgit lorsque le traitement au santal est suivi comme il est indiqué. Mais souvent le traitement est commencé à l'occasion d'une complication, en ce cas il est suivi comme s'il s'agissait d'une blennorragie traitée après le cinquième jour, comme nous venons de le dire.

Blennorragie chez la femme.

La durée du traitement diffère avec les cas, comme dans la blennorragie chronique chez l'homme, puisque là aussi, il s'agit de combattre des lésions dont l'étendue est variable suivant les sujets.

Il importe donc de persister dans le traitement, sans se lasser et suivant les règles énoncées au chapitre V.

CHAPITRE X

Observations.

Le traitement spécifique et radical de la blennorragie par le santal à haute dose est basé sur quinze années d'expériences concluantes, en divers endroits, dans tous les milieux et sur un très grand nombre de malades.

Je me contenterai de donner un petit nombre d'observations typiques. Quelques-unes ont déjà été publiées dans un court travail paru en octobre 1913 sur le *Bulletin de la Société de Médecine militaire française.*

Dans les cas aigus, pris tout à fait au début, l'observation suivante est fréquente :

1° Un malade commence le traitement aux doses indiquées ; l'écoulement, les douleurs cessent complètement ; la guérison est totale en huit à dix jours et le sujet cesse tout traitement persuadé que la maladie était un simple échauffement.

Cependant elle était bien due au gonocoque, le microscope l'a prouvé ; néanmoins elle est définitivement guérie.

Toutefois cette manière de faire n'est pas à imiter, trop souvent les récidives peuvent se produire, et il faut s'en tenir à la prescription indiquée au chapitre du traitement de la blennorragie aiguë et à une durée de traitement de quarante jours, comme il est dit au chapitre précédent.

2° A la veille de partir aux manœuvres en 1906,

je vérifie les cantines médicales et j'aperçois un flacon de permanganate de potasse. Or je n'avais pas donné l'ordre d'en emporter en solution. Il me vint alors à l'idée que l'infirmier étudiant en médecine chargé de composer le contenu des cantines devait avoir placé ce flacon pour son usage personnel.

En effet ce jeune étudiant avait contracté une blennorragie dont le début remontait à deux jours. Je lui indiquai aussitôt le traitement, à l'exclusion de tout autre.

La regression de la maladie fut rapide et à la fin des manœuvres la guérison était obtenue malgré une fatigue physique considérable et une alimentation sans restrictions.

3° Un ouvrier manœuvre se présente à un médecin de ma connaissance ; la maladie a commencé il y a trois jours. Interrompre le travail est très difficile et cependant le malade souffre beaucoup. Le traitement est ordonné, la guérison est rapide sans que rien ait été changé au mode d'existence antérieur.

En ce qui concerne les complications, les observations sont encore plus typiques.

1° Un maréchal des logis de dragons se présente avec une cystite blennorragique grave. Il voudrait cependant monter au concours hippique qui doit avoir lieu dans huit jours.

La cystite a regressé dès l'application du traitement et il a pu monter au concours hippique ; la guérison totale a été rapide.

2° Un officier arrive de Tunisie avec une orchite au début ; il vient dans sa famille et est désolé de cet état de chose.

Au bout de quatre jours il a pu se lever et profiter de sa permission.

Au cours de cette guerre les cas analogues ne nous ont pas manqué.

Observations dans la blennorragie chronique.

Elles sont conformes à l'enseignement que j'ai tracé dans le traitement de la blennorragie chronique.

L'observation type est la suivante : Un malade se présente avec une blennorragie datant de deux ans.

Le santal à haute dose donne une amélioration, mais la goutte matinale ne disparaît pas tout à fait. Les dilatations au béniqué sont pratiquées ainsi que les massages, concurremment avec l'absorption intermittente du santal.

La guérison survient au bout de trois mois en moyenne ; sa lenteur est proportionnelle à l'étendue et à la profondeur des lésions.

CHAPITRE XI

Conséquences individuelles et sociales.

Il est une comparaison qui s'impose entre la blenno rragie et l'alcoolisme. De même qu'une foule de gens sont intéressés à ne pas voir diminuer la consommation de l'alcool, de même il n'est pas douteux qu'à côté et en marge de ceux qui traitent consciencieusement la maladie, il en est une foule pour lesquels il importe de prolonger sans guérir.

Or la blennorragie a des conséquences individuelles graves. Elle détermine des troubles de la santé, passagers et définitifs.

Les troubles passagers sont l'incapacité de travailler, la douleur, une anémie souvent persistante et leur durée est considérable. Les troubles définitifs sont ceux des suites et des complications.

Les rétrécissements, les prostatites, les scléroses du testicule, les cystites chroniques, les ankyloses par l'arthrite, la perte de la vue par l'ophtalmie. Telles sont les graves conséquences pour l'individu ; mais il en est de sociales tout aussi considérables.

En effet, par la diminution de ses forces, par l'impossibilité momentanée de travailler, le malade devient une charge sociale, au moins momentanée.

Le chiffre qui représente en argent les journées de traitement et l'incapacité de travail, est extrêmement élevé.

Chez les femmes le nombre de celles qui sont condamnées au repos par les affections blennorragiques de l'utérus et des annexes est aussi considérable.

Enfin il est une suite plus importante encore, c'est la stérilité chez l'homme en cas d'orchite double et chez la femme par suite de métrite et de salpingite.

Ces maladies sont des causes non seulement de stérilité mais encore d'avortement ou de fièvres puerpérales par infections localisées ou généralisées.

Or, nous en avons la preuve, la blennorragie pourrait devenir infiniment moins fréquente si le traitement spécifique et radical que nous préconisons était systématiquement employé.

En résumé et pour conclure : ce traitement guérit rapidement et dans tous les cas et cela sans qu'il soit besoin de modifier la manière de vivre, ni au point de vue travail quelles que soient les fatigues, ni au point de vue alimentation, à condition d'éviter les excès.

TABLE DES MATIÈRES

MAYENNE, IMPRIMERIE CHARLES COLIN

9 782019 664718